BEI GRIN MACHT SICH IHR WISSEN BEZAHLT

AF143555

- Wir veröffentlichen Ihre Hausarbeit,
  Bachelor- und Masterarbeit

- Ihr eigenes eBook und Buch -
  weltweit in allen wichtigen Shops

- Verdienen Sie an jedem Verkauf

Jetzt bei www.GRIN.com hochladen
und kostenlos publizieren

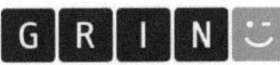

Bibliografische Information der Deutschen Nationalbibliothek:

Die Deutsche Bibliothek verzeichnet diese Publikation in der Deutschen National-
bibliografie; detaillierte bibliografische Daten sind im Internet über http://dnb.d-
nb.de/ abrufbar.

Impressum:

Copyright © 2015 GRIN Verlag, Open Publishing GmbH
Druck und Bindung: Books on Demand GmbH, Norderstedt Germany
ISBN: 9783668263109

Dieses Buch bei GRIN:

http://www.grin.com/de/e-book/336735/synthese-von-schmerzmitteln-am-beispiel-
von-aspirin-und-ibuprofen

Laura Merx

Aus der Reihe: e-fellows.net stipendiaten-wissen

e-fellows.net (Hrsg.)

Band 2017

Synthese von Schmerzmitteln am Beispiel von Aspirin und Ibuprofen

GRIN Verlag

Facharbeit

Carolus-Magnus Gymnasium Übach-Palenberg

Q 1 Schuljahr 2014/2015

Laura Merx

Grundkurs Chemie

Synthese von Schmerzmitteln am Beispiel

von Aspirin und Ibuprofen

Inhaltsverzeichnis

I. Einleitung:

In unserer heutigen Zeit werden sehr viele Medikamente verschrieben. Unsere Forschung im Bereich Pharmazie entwickelt sich immer weiter und dementsprechend wächst auch das Angebot an verschiedensten Heilmitteln. Natürlich bringt eine große Diversität auch große Unsicherheiten mit sich, denn es gibt kaum ein Medikament ohne Nebenwirkungen.

In meiner Facharbeit will ich am Beispiel von Aspirin und Ibuprofen darstellen, wie die Arzneien aufgebaut sind, wie deren Wirkstoffe funktionieren und welche Nebenwirkungen sie im Verhältnis zu ihrer Heilfähigkeit besitzen. Die von mir untersuchten Medikamente werden zu leichtsinnig eingenommen. Dabei spreche ich auch aus eigener Erfahrung, denn sie sind frei verkäuflich und versprechen schnelle Linderung von Schmerzen. Außerdem sind sie schon zu einem festen Bestandteil unseres Alltags geworden, ohne dass wir wissen, was wir da eigentlich einnehmen. Deswegen untersuche ich in meiner Arbeit auch die früher genutzte Alternative, als es noch kein Aspirin gab: die Weidenrinde.

Das Ziel meiner Facharbeit ist, auch dem Laien im Bereich Chemie wichtige Informationen zu einem verantwortungsvollen Umgang mit Medikamenten zu vermitteln. Schließlich befinden sich in fast allen Haushalten Aspirin und Co. Die Chemie „kommt hierbei nicht zu kurz", denn ein weiteres Ziel ist es, durch den Aufbau und die Experimente den wissenschaftlichen Aspekt der Arzneien näher zu beleuchten, denn was man einnimmt ist immer noch Chemie und kein Lebensmittel.

Auch in unseren Medien wird sehr viel über einen zunehmenden Missbrauch von Pharmazeutika berichtet, wie zum Beispiel im Spiegel. Dort habe ich vor kurzem einen Artikel gelesen mit dem Titel: „Eine Volksdroge namens Ibuprofen". Darin wird berichtet, dass unser Medikamentenkonsum in den letzten Jahren um die Hälfte gestiegen sei. Dabei wurde vor allem auch die Politik mit ihren Gesetzen kritisiert, denn nicht alle Informationen über ein neues Medikament müssen preisgegeben werden. Geschäfte zwischen Ärzten und Pharmaziekonzernen seien auch schon lange kein Geheimnis mehr, veröffentlicht wird das Ganze jedoch nicht. Laut Gotzsche seien Medikamente die dritthäufigste Todesursache. Der

Medizinforscher berichtet von „jährlich rund 200.000" Patienten, die an den Nebenwirkungen sterben. Wenn Medikamente so ungefährlich seien, warum gibt es dann Fachliteratur mit dem Titel „Krank durch Medikamente" (Cornelia Stolze)? In Deutschland seien über „71 Millionen Packungen Ibuprofen im vergangenem Jahr verkauft worden". Auf die Einwohnerzahl bezogen würde das bedeuten, dass nur circa 9 Millionen Deutsche von insgesamt 80,62 Millionen (stand 2013) keine Packung Ibuprofen gekauft hätten. In Prozent würde sich daraus ein Prozentsatz von ungefähr 11% ergeben (89% Nutzer). Da die Bevölkerung Deutschlands auch aus Kindern unter 6 Jahren und Schwangeren besteht ist jedoch auch zu berücksichtigen, dass diese Ibuprofen nicht einnehmen dürfen oder nur in Rücksprache mit dem Arzt. Folglich besitzt somit jeder, der Ibuprofen einnehmen darf, auch eine Packung. Das sind jedoch Informationen, zum Teil erschreckend, die der Verbraucher selbst nicht weiß und auf die er wahrscheinlich auch nicht aufmerksam gemacht wird (MARKUS GRILL, Spiegel Online, Artikel vom 02.12.2014: „ Hart aber fair. Eine Volksdroge namens Ibuprofen")

II.   Hauptteil:

1: Das Aspirin

1.1: Einführung: Die Geschichte der Acetylsalicylsäure

Schon zu Zeiten des Hippokrates (vgl. Experiment, S.10) war die *Weidenrinde,* auch *Cortex Salicis* genannt, als schmerz-und fiebersenkendes Heilmittel bekannt. Cortex bedeutet „Baumrinde", während Salicis „der Weide" bedeutet. Die Menschen in der Antike (circa 460 v. Chr.) haben demnach schon die Salicylsäure genutzt, vor allem wegen ihren wenigen Risiken, im Vergleich zu den anderen genutzten Arzneien. Im Mittelalter ist die Wirkung der *Cortex Salicis* nicht genutzt worden, trotz jahrhunderterlanger Nutzung der vorhergehenden

Epochen. Außer Kräuterfrauen wusste zu dieser Zeit niemand von dieser Pflanze. Diese verarbeiteten das Kraut genauso wie Hippokrates, also kochten es leicht auf und verabreichten es (Aspirin- ein Jahrhundertpharmakon- Daten, Fakten, Perspektiven, Bayer Ag, Leverkusen, S. 11). Im Jahr 1763 versucht der Geistliche Edward Stone auf einer Sitzung der „medizinischen Gesellschaft Großbritanniens" den dort Anwesenden die Wirkung der Weidenrinde näher zu bringen. Doch auch dieses Ereignis zeigt noch keinen großartigen Erfolg. Erst im 19. Jahrhundert wurde die Forschung auf den schmerzlindernden Inhaltsstoff der *Cortex Salicis* nochmals aufmerksam, denn Johann Andreas Buchner, damaliger Professor der Pharmazie an der Universität München, extrahiert 1828 Weidenrinde mit Wasser und entfernt alle Verunreinigungen durch Fällung und Eindämpfung. Das dadurch entstehende Produkt, eine gelbliche Substanz, nennt er *Salicin*. Daraufhin beschäftigt sich ein Jahr später der französische Apotheker Leroux mit dem Salicin, welcher es dann auch schafft, die Kristallform des Stoffes zu bilden. Der Irrtum, dass *Salicin* ein Alkaloid wäre, wird widerlegt durch Gay-Lussac und Magendie im Jahr 1830. Die Erkenntnis, dass dies aus Glykosiden besteht, erforscht der Chemiker Raffaele Piria. Dieser ist auch derjenige, welcher Salicylsäure durch die Spaltung Salicins in „Zucker und einen aromatischen Teil" und durch mehrere oxidative Bearbeitungen in eine kristallisierende Form umwandelt. Diese wird fortan „ *Acide salicylice*" genannt, folglich Salicylsäure, vergleichend mit dem englischen Begriff „acid". Der vorher entdeckte Fall durch Gerhardt, dass Salicylsäure durch Erhitzen in Phenol und Kohlensäure zerfällt, ist die Basis für Hermann Kolbes, Professor an der Universität Marburg, weitere Forschungsbemühungen. Kolbe benennt die Salicylsäurekonstitution als o- Oxybenzoesäure. Außerdem gelingt ihm im Jahr 1859 die Synthese, in der er Natrium und „ geschmolzenes Phenol" einbringt und Kohlensäure, also die Produkte, in welche die Säure zerfällt, zuführt. (Aspirin- ein Jahrhundertpharmakon (…), S. 12-13)). Ein Problem ist somit schon gelöst, denn 15 Jahre später „perfektioniert" ein Schüler Kolbes, Heyden, die Synthese, sodass der Wirkstoff industriell produziert werden kann. Wie es in vielen Erfolgsgeschichten der Fall ist, werden durch Irrtümer wichtige Entdeckungen gemacht. In dieser Erfolgsgeschichte wird durch einen Irrtum Kolbes entdeckt, dass die Salicylsäure gegen Fieber und rheumatische Beschwerden wirken kann, denn Kolbe dachte an eine Desinfektionswirkung. Folglich ist das Jahr 1867 ein Meilenstein in der Geschichte des Aspirins, denn der „Salicylsäureeffekt", welcher schon seit vielen Generation bekannt ist, wird wiederentdeckt. Die Einnahme ist durch den Geschmack jedoch nicht sehr angenehm, bei der *Weidenrinde* sowie bei der Salicylsäure (Chemie im Alltag 1989). Dadurch, dass die Säure „bitter, sauer und kratzend" schmeckt und außerdem Magenschleimhautreizungen durch ihre sauren Eigenschaften hervorruft, wird sie durch „süßliches Natriumsalz" ersetzt (vgl. Aspirin- ein Jahrhundertpharmakon, S. 14). Eine gute Alternative ist dies aber noch lange nicht. Ein geschichtlicher Aspekt, welcher dem Aspirin nicht minder zum Erfolg verholfen hat, ist der Ausbau von Großunternehmen zu dieser Zeit. Der Chemiker Dr. Felix Hoffmann tritt im Jahr 1894 in die „Farbenfabriken vorm. Friedrich Bayer & Co." ein (Aspirin- ein Jahrhundertpharmakon, S.24). Dessen Vater leidet an starken rheumatischen Beschwerden, was Hoffmann dazu veranlasst, ein besser verträgliches Medikament zu finden als die Salicylsäure. „Nach dem Prinzip der Veredelung" entdeckt er die „Acetylierung der Salicylsäure" im Jahr 1897. Dadurch entsteht der Name des Stoffes, Acetylsalicylsäure. Ein weiterer wichtiger und interessanter Aspekt ist, dass der oben genannte Chemiker Carl-Friedrich Gerhardt schon 44 Jahre zuvor die Acetylsalicylsäure hergestellt hat, jedoch in nicht nutzbarer Form, wegen der nicht gegebenen Reinheit. Gerhardts Erfolge sind somit in Vergessenheit geraten. Im Labor werden viele positive Eigenschaften und Vorteile gefunden, wie zum Beispiel die gute Verträglichkeit, die lange Wirkung, da die Acetylsalicylsäure im Magensaft langsamer gespalten wird, der angenehme Geschmack und auch die „Steigerung des Pumpvolumens des Herzens" (Aspirin- ein Jahrhundertpharmakon, S.27). Erprobte klinische Studien preisen das neu entdeckte „Wundermittel". Es wird benannt nach „Aspirin", das A ist die Abkürzung für Acetyl, spirin stammt von der „chemisch identischen Spirsäure" (Aspirin- ein Jahrhundertpharmakon, S.30). Am 1. Februar des Jahres 1899 wird das Aspirin beim „Kaiserlichen Patentamt in Berlin" eingetragen (Aspirin- ein Jahrhundertpharmakon, S.30). Den weiteren Verlauf der Geschichte kennen wir alle.

1.2: Anwendungsgebiete, Nutzung und Wirkung:

Wie auch schon vorher genannt wird Aspirin laut Packungsbeilage bei Fieber und bei leichten bis mäßig starken Schmerzen wie Kopf-, Zahn- oder Regelschmerzen angewandt. Medizinisch gesehen ist die Acetylsalicylsäure ein nichtsterodiales Antirheumatikum (PROF. DR.MED. JÖRG REMIEN, Bittere Pillen 2005-2007, S. 193). Um entzündungshemmend zu wirken muss die Acetylsalicylsäure im jeweiligen Medikament jedoch hoch konzentriert sein (Bittere Pillen, S. 194). Diese Anwendungsgebiete unterscheiden sich demnach nicht von denen der *Cortex Salicis*. Außerdem darf das Medikament nur von Erwachsenen und Kindern ab 12 Jahren mit einem Mindestgewicht von 40kg eingenommen werden.

Aspirin ist in Tablettenform erhältlich, sodass die Dosierung genau bestimmt werden kann. Die Anzahl von einer Tablette pro Tag sollte nicht überschritten werden. Bei einer Überdosierung kann es zu Ohrgeräuschen und Hörverlust, oder auch zu Kopfschmerzen und Schwindel und Magenbeschwerden kommen.

Unser Schmerzempfinden ist chemisch, das bedeutet, dass chemische Substanzen, auch „Schmerzsubstanzen" genannt, den Schmerz aktivieren. Die Impulse werden über Nervenbahnen oder „Schmerzfasern" über das Rückenmark zum Thalamus geleitet. Vom Gehirn aus wird der Schmerzimpuls bewusst. Dabei ist ein „Schmerzmediator" Prostaglandine. Diesen hemmt die Aceytlsalicylsäure, sodass kein Schmerz entsteht oder das Schmerzempfinden unterbrochen wird. Diese „Prostaglandinsynthesehemmung" ist somit der Hauptgrund, warum das Aspirin schmerzlindernd wirkt (Aspirin- ein Jahrhundertpharmakon, S. 51). Des Weiteren verhindert das Einnehmen von Aspirin die Entstehung von Thrombosen. Das funktioniert, weil die Acetylsalicylsäure die „Thrombozytenaggregation" also das Enzym Cyclooxygenase, irreversible hemmt, also nicht rückgängig machbar. Dieses gehemmte Enzym wandelt die „Arachidonsäure", welche aus Phospholipiden synthetisiert wird, zu Endoperoxiden um. Aus diesen Endoperoxiden entwickelt sich Thromboxan, welches schließlich aggregationsfördernd für die Thrombozyten wirkt (Aspirin- ein Jahrhundertpharmakon, S. 59). Die Acetylsalicylsäure gelangt in den Magen, da das Aspirin als Tablette eingenommen wird. Dort zerfällt diese, der Wirkstoff löst

7

sich auf und wird über Magenwände resorbiert, sodass daraufhin der Wirkstoff in die Blutbahnen gelangen kann (Wie ein Medikament entsteht, Bayer Ag Leverkusen, S. 33).

1.3: Eigenschaften und Aufbau der Acetylsalicylsäure:

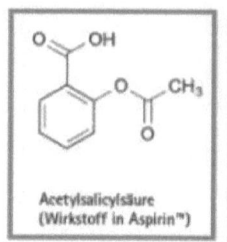

Acetylsalicylsäure
(Wirkstoff in Aspirin™)

Dies ist der Aufbau der Acetylsalicylsäure ($C_9H_8O_4$), welche durch Veresterung der Salicylsäure entsteht. Der Benzolring beinhaltet 3 Doppelbindungen. Die Salicylsäure selbst wurde laut Kolbe als o-Oxybenzoesäure bezeichnet. Ein Sauerstoffatom befindet sich an einer Doppelbindung, während OH und ein weiteres Sauerstoffatom sich an einer Einfachbindung anschließen. Die Acetylierung besteht aus einer Doppelbindung, an welches sich ein Sauerstoffatom anschließt und aus einem CH_3 an einer Einfachbindung. Die Säure wird nach IUPAC als „ 2 Carboxyphenylacetat" bezeichnet (Chemie.de/Acetylsalicylsäure), (Quelle Bild: Wie ein Medikament entsteht, Bayer Ag, Leverkusen, November 2012 S. 37)

Die Acetylsalicylsäure ist ein weißes Pulver mit leicht säuerlichem Geschmack und einer molaren Masse von $180,16$ g/mol $^{-1}$.

Der pks Wert, also der negative Logarithmus der Säurekonstante, also des K_s-Wertes, beträgt 3,5. Somit ist es eine mittelstarke Säure. Bei Temperaturen von 135 °C schmilzt die Acetylsalicylsäure (Chemie.de/ Acetylsalicylsäure).

2. Vergleich von Aspirin und Ibuprofen:

2.1: Nutzung und Nebenwirkungen vergleichend zum Aspirin:

Ibuprofen wird laut Packungsbeilage bei leichten bis mäßig starken Schmerzen und Fieber angewendet. Im Gegensatz zum Aspirin wird Ibuprofen auch als Entzündungshemmer eingenommen, zum Beispiel bei Herzbeutelentzündungen. Das liegt daran, dass das Aspirin nur entzündungshemmend wirkt, wenn die

Acetylsalicylsäure hoch konzentriert ist. Besonders auffallend ist jedoch, dass Ibuprofen nicht eingenommen werden darf, wenn man an einer Unverträglichkeit gegenüber Acetylsalicylsäure leidet. Dabei enthält Ibuprofen keine Acetylsalicylsäure, sondern *Isobuthylphenylpropansäure*. Folglich wirkt Ibuprofen auf die gleiche Art wie Aspirin, nur mit anderen Wirkstoffen. Bevor die Nebenwirkungen aufgezählt werden, muss vorerst noch angegeben werden, als was häufig, gelegentlich und selten definiert sind. Unter häufig versteht man 1 bis 10 Behandelte von 100 Behandelten. Gelegentlich bedeutet somit eine Erniedrigung der Wahrscheinlichkeit durch die Erhöhung der Anzahl aller Behandelten, hierbei 1000. Selten umfasst einen Umfang von 10000 Behandelten insgesamt.

Bei den Nebenwirkungen muss berücksichtigt werden, dass diese von dem jeweiligen Gesundheitsstand des Patienten abhängig sind, genauso wie die Dauer der Therapie und die Dosis des gegebenen Wirkstoffes. Die Nebenwirkungen der Ibuprofen sind am häufigsten Störungen des Gastrointestinaltraktes, wie zum Beispiel Geschwüre, Blutungen und Perforationen, vor allem bei älteren Patienten teilweise mit tödlichem Ausgang. Von Übelkeit, Erbrechen, Durchfall, Bauchschmerzen bis hin zu schwerwiegenderen Nebenwirkungen wie Bluterbrechen und Geschwürbildung im Mund ist auch schon berichtet worden. Außerdem können NSAR (nichtsterodiale Antirheumatika) das Risiko von Herzinfarkten und Schlaganfällen erhöhen. Gelegentliche Nebenwirkungen sind genauso wie bei Aspirin Kopfschmerzen, Schwindel, Müdigkeit, aber auch Hautausschläge. Magen-/Zwölffingerdarm-Geschwüre mit Blutungen und etwaige Entzündungen der Magenschleimhaut zählen auch zu gelegentlichen Nebenwirkungen. Selten sind wie beim Aspirin Ohrgeräusche wie Tinnitus (Packunsgbeilage Ibuprofen 400 mg, zuletzt überarbeitet im August 2011, Stand 27.10.2009). Auf die sehr seltenen Nebenwirkungen wird nicht eingegangen, denn diese sind sehr unwahrscheinlich bei kurzzeitiger Anwendung, wie sie oftmals beim Verbraucher üblich ist. Darüber hinaus soll auch nur auf die üblichen Nebenwirkungen Bezug genommen werden, da in meiner Facharbeit das Ziel verfolgt wird, dem durchschnittlichen Konsumenten die Nebenwirkungen aufzuzeigen.

Vergleichend hierzu lässt sich sagen, dass in der Packungsbeilage des Aspirins keine Häufigkeiten angegeben werden können, aufgrund mangelnder Daten. Die Nebenwirkungen werden lediglich alle als „schwerwiegend" bezeichnet. Dabei werden genannt: Blutungen (Nasenbluten, Zahnfleischbluten(…)), sowie Hirnblutungen und Nesselsucht. Diese sind bei Einnahme des Ibuprofens nicht gegeben. Dafür stimmen die folgenden Nebenwirkungen des Aspirins mit denen des Ibuprofens überein: allergische Reaktionen jeglicher Art; Kopfschmerzen, Schwindel, Übelkeit, Ohrgeräusche und Hörverlust sind wie bei der Einnahme der Ibuprofen Zeichen einer Überdosierung; Magenschmerzen, Magendarmblutungen und eine Leberfunktionsstörung können bei beiden untersuchten Arzneien gegeben sein. Eine sehr wichtige Information, der sich viele Menschen wahrscheinlich nicht bewusst sind, ist, dass während einer Windpockeninfektion beide Medikamente nicht eingenommen werden dürfen, da man sonst am sogenannten „Reye-Syndrom" erkranken kann, welches zur Bewusstseinstrübung, zum Erbrechen oder/und zu einem auffälligen Verhalten führen kann. Diese Erkrankung führt somit zu Neurologischen- und Leberschäden (Packungsbeilagen Aspirin und Ibuprofen und Bittere Pillen, S. 53). Laut Bayer sind bei nicht regelmäßiger Anwendung keine Nebenwirkungen zu befürchten. Eine Blutungsgefahr bestehe nur dann, wenn an „vier oder mehr Tagen" Aspirin eingenommen würde. Deswegen wird es als „nebeneffektarmes Medikament" bezeichnet (Aspirin- ein Jahrhundertpharmakon, S. 58-59).

2.2: Vergleich des Aufbaus und der Eigenschaften:

Im Vergleich zum Aspirin zeigt sich, dass Ibuprofen auch einen Benzolring beinhaltet. Doppelbindungen sind hier nur im Ring vorhanden, an den Bindungsarmen gibt es jedoch keine.

Am Anfang der Kette befindet sich ein Kohlenstoffatom mit 3 Wasserstoffatomen, ein Methylrest. Dieser ist auch bei der Acetylsalicylsäure vorhanden. An zwei weiteren, nach oben verlaufenden

Bindungsarmen befindet sich auch jeweils ein CH_3. Am Ende der Kette befindet sich die Carboxylgruppe COOH. Der gezeigte Stoff ist die *Isobuthylphenylpropansäure* (KARL-HEINZ HELLWICH, Chemische Nomenklatur S.106), (Quelle Abbildung: http://www.scranton.edu/faculty/cannm/green-chemistry/english/organicmodule.shtml, Zugriff vom 19.07.2016).

2.3: Synthese, Reinheitsüberprüfung und Experimente:

Von der Salicylsäure zur Acetylsalicylsäure: die Veresterung

| Essigsäureanhydrid | Salicylsäure | Essigsäure | Acetylsalicylsäure (Wirkstoff in Aspirin™) |

(Quelle: Wie ein Medikament entsteht, Bayer Ag, Leverkusen, November 2012 S. 37)

Die gezeigte Veresterung habe ich experimentell durchgeführt, um die Reinheit zwischen verschiedenen Produkten zu untersuchen. Zuerst werde ich aber den Vorgang der Veresterung erläutern.

Die Edukte *Essigsäureanhydrid* und *Salicylsäure* reagieren zu *Essigsäure* und dem Wirkstoff *Acetylsalicylsäure*. Ein H Atom, also Wasserstoff, der Salicylsäure bindet sich an ein O des Essigsäureanhydrids. Dadurch entsteht Essigsäure. Der Rest des Eduktes Essigsäureanhydrid, also O und CH_3 einschließlich Doppelbindung und Bindungsarm, binden sich an das frei gewordene O am Benzolring der Salicylsäure und bilden so die Acetylierung.

Mit der Kolbe-Schmitt-Synthese zur Salicylsäure

(Quelle: Wie ein Medikament entsteht, Bayer Ag, Leverkusen, November 2012 S. 37)

Auf dieser Graphik ist die Kolbe- Schmitt Synthese abgebildet, auf die oben im Kapitel „Geschichte der Acetylsalicylsäure" eingegangen wird. Das Ziel, also das Produkt dieser Synthese, ist die Salicylsäure. Unter Bedingungen von 135 °C, 4,4 bar Druck und der Zuführung von Kohlenstoffdioxid bilden sich am Benzolring mit Natrium und Sauerstoff ein Wasserstoffatom, zwei weitere Sauerstoffatome, eine Doppelbindung und eine weitere Einfachbindung. Die zwei Sauerstoffatome und die Doppelbindung entstehen durch Zugabe des CO_2, was sich auch schon durch die Summenformel erahnen lässt. Im dritten Schritt sind die Ladungen der Atome angegeben, also Sauerstoff ist negativ geladen, Natrium positiv. Das H bindet sich an Sauerstoff, da es sich nicht mehr am Benzolring befindet, denn der Benzolring ist positiv geladen. Die Bindung zwischen Sauerstoff und Natrium löst sich auf. Im letzten Schritt wird durch weitere Oxidation positiv geladener Wasserstoff hinzugefügt und negativ geladenes Natrium abgegeben. Daraus entsteht dann die Salicylsäure mit Benzolring, einem Sauerstoff an einer Doppelbindung und zwei OH an einer Einfachbindung. Die Salicylsäure hat die Formel $C_7H_6O_3$, eine molare Masse von 138,121 g/ mol und einen Schmelzpunkt von 159°C. Außerdem wird sie in der Chemie als 2- Hydroxybenzoesäure bezeichnet (http://de.m.wikipedia.org/wiki/Salicyls%C3%A4ure/ vom 1.02.2015).

Das erste durchgeführte Experiment ist die Herstellung von Aspirin gewesen. Demnach habe ich die Veresterung von Salicylsäure zur Acetylsalicylsäure beobachtet und initiiert. Die folgende Versuchsanleitung habe ich aus dem Heft der Schüleruni 2014 der RWTH im Fach Chemie, an welcher ich teilgenommen habe, entnommen. Eine Auswertung erfolgt erst zum Schluss der Experimentierreihe.

Materialien: Becherglas (500 ml), Büchnertrichter, Erlenmeyerkolben (100 ml), Glasstab, Magnetrührer, Reagenzglas, Rührfisch, Rührfischangel, Saugflasche (welche dest. Wasser enthält), Stativmaterial, Thermometer, Heizplatte, Schale für das Eis, Eisen(III)Chlorid (FeCl$_3$)

Chemikalien: 60 ml dest. Wasser, 6 ml Essigsäureanhydrid ($_{C4H6O3}$), Ethanol $_{CH3CH2OH}$), 3 Tropfen konz. Schwefelsäure ($_{H2So4}$), 6 g Salicylsäure ($_{C7H6O3}$)

Methoden: In den Erlenmeyerkolben wurden 6 ml Essigsäureanhydrid, 6 g Salicylsäure und drei Tropfen konzentrierte Schwefelsäure gegeben. Da die Schwefelsäure jedoch eine Konzentration von 99% hatte, musste diese von einer Lehrperson hinzugefügt werden. Die Chemikalien wurden daraufhin vermischt und für 10 Minuten in einem Wasserbad bei 60°C erhitzt. Die Reaktion habe ich in meinem Fall länger laufen lassen, da der Katalysator Schwefelsäure später hinzugegeben wurde. Als das Gemisch dann 60°C erreichte, wurde der Magnetrüher ausgeschaltet und der Erlenmeyerkolben aus dem Wasserbad genommen.

Hier sieht man den Aufbau des Versuchs.

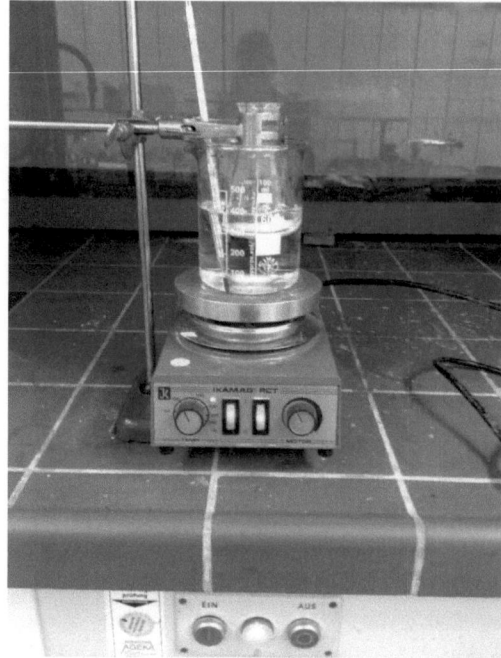

Abgebildet sind von oben nach unten:

- Stativmaterial
- Thermometer
- Erlenmeyer-kolben
- Wasserbad
- Magnetrührer und Heizplatte

Nach der Reaktion wurde das Gemisch mit 60 ml destilliertem Wasser aufgefüllt und in Eiswasser abgekühlt. Das entstandene Produkt wurde über einen Büchnertrichter abfiltriert. Es war Rohaspirin.

Beobachtung: Erst durch das Eiswasser und die damit verbundene Kälte lässt sich eine Veränderung des Gemischs erkennen, während der Reaktion nicht. Außerdem festigt sich das Produkt und besitzt nicht mehr die pulverartige Konsistenz der Salicylsäure. Es ähnelt einer großen Tablette, die sich am Boden des Erlenmeyerkolbens gebildet hat.

Das Rohaspirin wurde in ein Reagenzglas gegeben, um später die Reinheit überprüfen zu können. Reste des Rohaspirins wurden wieder zurück in den Erlenmeyerkolben gegeben und mit 40 ml dest. Wasser und 15 ml Ethanol aufgefüllt. Das neue Gemisch wurde dann auf 70°C erhitzt und umgerührt, bis es sich vollständig gelöst hat. Danach wurde die Lösung wieder im Eisbad abgekühlt. Daraufhin musste man warten, bis sich Kristalle in der Lösung gebildet hatten. Diese wurden dann wiederum über einen Büchnertrichter abfiltriert und in einem neuen Reagenzglas gelagert. Diesen Vorgang nennt man Umkristallisation.

Für die Reinheitskontrolle wurden alle zu untersuchenden Proben in unterschiedliche Reagenzgläser gegeben und mit destilliertem Wasser auf einen ungefähr gleichen Flüssigkeitsstand aufgefüllt. Neben meinem selbsthergestellten Rohaspirin und den gereingten Kristallen habe ich zusätzlich noch das Aspirin von Bayer zum Vergleich verwendet und Salicylsäure, denn der genutzte Indikator Eisen(III)chlorid zeigt Salicylsäure an. Somit fungierte Salicylsäure als „Verunreinigung". Außerdem habe ich noch Ibuprofen auf ihren Salicylsäuregehalt überprüft und Weidenrinde. Bei den letzten Stoffen bin ich auch auf Temperaturdifferenzen eingegangen, um herauszufinden, inwieweit Wärme- oder Kälteeinflüsse die Konzentration von Saliclysäure beeinflussen.

Aufgekochte *Weidenrinde* entspricht dem Rezept des Hippokrates (Biologie Oberstufe Gesamtband, S. 440).

Meinen benutzen Indikator musste ich selbst herstellen, denn in der Versuchsanleitung wurde ein Flüssigindikator genutzt. Mir stand jedoch nur Eisen(III)chlorid in fester Form zur Verfügung. Für meine Versuche haben 5 ml gereicht, daher hab ich einen Indikator mit dem Volumen von 5 Millilitern und einer Konzentration von 40 mol $\times l^{-1}$ hergestellt.

Die folgende Gleichung zeigt meine Rechnung:

$n = c \times Vlsg \quad n = 40mol \times l^{-1} \times 0{,}005l = 0{,}2mol$

$c = \frac{n}{v} \quad \frac{0{,}2mol}{0{,}005l} = 40 \text{ mol} \times l^{-1}$ (Kontrollrechnung)

0,2 Gramm sind demnach richtig. Folglich habe ich, um auf 5 Milliliter zu kommen, 4,8 Milliliter als Lösungsmittel verwendet.

In jedes Reagenzglas wurden 2 Tropfen des Indikators gegeben. Die folgenden Beobachtungen ließen sich daraus schließen:

Bayer Aspirin	Indikatorfarbe	Beobachtung (insgesamt):	Auswertung: Die
Rohaspirin	orange	Je mehr sich die Tablette aufgelöst hat, desto orangener wurde der Indikator. Die dunkelviolette Farbe war bei dem Rohaspirin und bei den Kristallen nur etwas heller als bei der Salicylsäure. Die Temperatur hat sich auf die Weidenrinde ausgewirkt, denn die Weidenrinde mit kaltem Wasser hatte eine hellere Farbe als die Lösung mit heißem Wasser. Beide Ibuprofenlösungen waren gelblich.	Acetylsalicylsäure hat sich in der Aspirin komplett gelöst. Trotz weiterer Reinigung enthalten die hergestellten Produkte noch zu viel Salicylsäure, also Verunreinigung. Das Rezept von Hippokrates lässt sich durch mein Experiment bestätigen, denn der Gehalt an Salicylsäure erhöht sich bei warmem Wasser, weshalb die Weidenrinde immer heiß zubereitet wird. Da Ibuprofen keine Salicylsäure enthält, erklärt sich die gelbliche Farbe.
Kristalle (gereinigte Aspirin)	dunkelviolett		
Verunreinigung Salicylsäure	dunkelviolett		
Weidenrinde kalt	dunkelviolett		
Weidenrinde heiß (55°C)	hellviolett		
Ibuprofen kalt	bräunlich		
Ibuprofen heiß (37°C)	gelblich		
	gelblich		

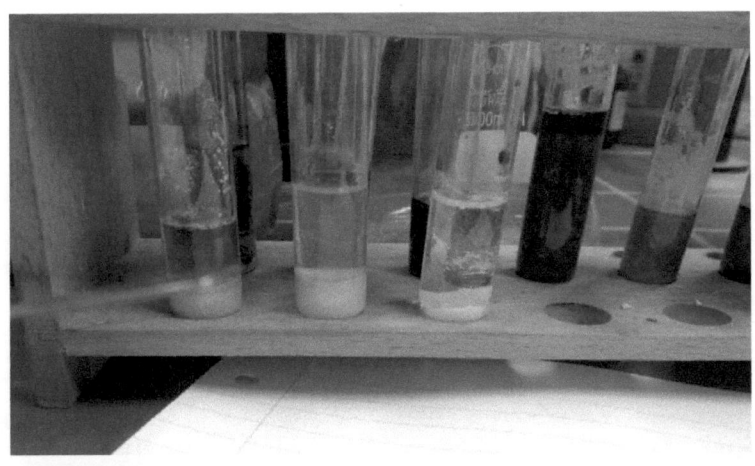

Im ersten Reagenzglas (von links nach rechts) befindet sich eine Tablette Ibuprofen, gelöst in kaltem destilliertem Wasser. Die leicht violette Verfärbung lässt sich durch eine Verunreinigung begründen, die durch einen minder gereinigten Spatel auftrat. Im zweiten Reagenzglas ist eine Tablette Ibuprofen in warmem Wasser gelöst. Das letzte Reagenzglas diente zur Kontrolle. Dabei kann man sehen, dass sich die letzten beiden Lösungen farblich eher ähneln als die ersten beiden.

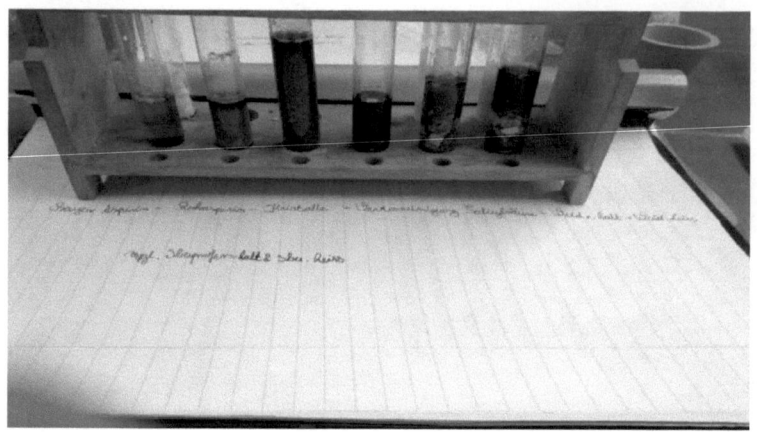

Auf dieser Grafik sind folgende Gemische abgebildet (von links nach rechts): Bayer Aspirin, mein hergestelltes Rohaspirin, Kristalle, welche aus dem Rohasprin entstehen, die Verunreinigung Salicylsäure als Vergleichsstoff, Weidenrinde mit kaltem destilliertem Wasser und Weidenrinde mit warmen Wasser.

Mit diesem Foto lässt sich meine vorherige tabellarische Auswertung bestätigen. Mein Rohaspirin ist nicht zur Verwendung geeignet, denn diese enthält noch zu viel Salicylsäure und wurde auch nicht weiter sonderlich gereinigt oder weiter chemisch bearbeitet. Die Lösung der Bayer Aspirin zeigt eindeutig, dass keine Salicylsäure mehr vorhanden ist und auch ein sehr reines Produkt für diesen Versuch genutzt wurde. Das war auch zu erwarten, denn Medikamente müssen zu 100% rein sein, anderenfalls würde ihre Verwendung ein ernsthaftes gesundheitliches Risiko darstellen. Trotzdem bin ich mit meinen Versuchen sehr zufrieden, denn sie zeigen, dass die Reinigung geglückt ist. Ein Medikament, welches genutzt werden kann, wollte ich nicht herstellen, sondern einfach nur ein „Vergleichsobjekt" für meinen weiteren Versuchsaufbau. Die *Weidenrinde* wurde in der Apotheke gekauft, musste also nicht weiter gereinigt werden. Erstaunlich fand ich doch, dass die Temperatur eine Auswirkung auf die Salicylsäurekonzentration hat und somit auch auf die Wirkung. Denn beim genauen Betrachten des Bildes lässt sich feststellen, dass die Lösung mit warmen

Wasser, also rechts, dunkler ist als die mit kaltem Wasser. Daraus lässt sich auch schließen, dass die Menschen in der Antike medizinisch sehr gebildet waren. Des Weiteren war ein weiterer überraschender Aspekt, dass eine sehr genaue Arbeitsweise bei diesen Experimenten unerlässlich war. Eine kleine, mit dem Auge unsichtbare Menge an Salicylsäure verändert die Farbe des Indikators immens.

Diese Experimente hinterlassen bei mir jedoch noch weitere Fragen, wie zum Beispiel warum der Indikator mit Kontakt zur Bayer Aspirin leuchtend orange wird oder wie genau die Temperatur Salicylsäuremoleküle „herauslöst". Diesen Fragen werde ich weiter auf den Grund gehen, nur nicht in dieser Facharbeit, da dies zu lange dauern würde und auch nicht unbedingt relevant ist.

Im Anhang befinden sich weitere Bilder, die während der Experimente geschossen wurden.

III. Schluss:

3: Fazit:

Es gibt heutzutage viele Medikamente gegen Schmerzen und alltägliche Beschwerden. Das erschwert die Auswahl natürlich erheblich. Jedoch muss beachtet werden, dass gesunde Menschen keine Befürchtungen gegenüber nicht verschreibungspflichtigen Arzneien zu haben brauchen, vor allem deswegen, weil Nebenwirkungen hier in den meisten Fällen nicht zu schwerwiegenden Folgen führen. Je regelmäßiger das Aspirin eingenommen wird, desto höher ist die Wahrscheinlichkeit, dass eine der oben genannten Nebenwirkungen auftritt. In den meisten Fällen wird Aspirin oder auch Ibuprofen nur nach Bedarf eingenommen, sodass dieser Aspekt bei den meisten Verbrauchern ausgeschlossen werden kann.

Trotzdem sollte man sich von den positiven Ergebnissen nicht beeinflussen lassen und seinem Verstand vertrauen. Viele Ärzte verschreiben nämlich Medikamente, ohne sich vorher darüber zu informieren, welche der Patient denn sonst einnimmt.

Auch als Verbraucher muss man sich eingestehen, dass man Packungsbeilagen meistens nur zur Hand nimmt, um mehr Informationen über die Dosierung zu erhalten. Vor allem die Fülle an „fürchterlichen Nebenwirkungen" wirkt meist schon abschreckend. Dabei sind die Pharmaziekonzerne in Deutschland dazu angehalten, die kleinste Kleinigkeit aus rechtlichen Gründen zu nennen und das ist auch gut so!

Insgesamt war ich mit den Ergebnissen meiner Experimente sehr zufrieden, denn diese haben mir erwartete Arbeitsergebnisse geliefert. Außerdem traten keinerlei Probleme bei der Ausführung auf. Interessanterweise haben auch ein paar Zufälle zu weiteren Erkenntnissen geführt. Meine Reagenzgläser hatte ich circa 3 Wochen, also auch über die Weihnachtsferien, stehen lassen, sodass sich bei der Lösung mit dem Aspirin ein weiteres Ergebnis gezeigt hat. Der Indikator ist rot geworden und es haben sich Kristalle gebildet. Davon habe ich ein Foto geschossen, welches im Anhang zu finden ist. Die Ergebnisse der Weidenrindelösungen stellen auch wieder dar, wie hoch entwickelt das Wissen um Medikamente und Arzneien zu Zeiten der griechischen Hochkultur war.

Wir als Verbraucher sollten trotzdem den Medizinern öfters mal über „die Schulter schauen", denn im Endeffekt entscheiden wir über unseren Körper und Medikamente sollen ja den Körper und seine Funktionen unterstützen und ihm nicht schaden.

Vor allem ist auch wichtig Medikamente nicht als Lebensmittel zu sehen, sondern sich wirklich immer im Klaren zu sein, was man da einnimmt. Die Stoffe und deren Aufbau sind in meiner Facharbeit weiter oben angegeben und Namen wie Isobuthylphenylpropansäure sollten nicht auf dem „Speiseplan" stehen.

Abschließend lässt sich sagen, dass man sich bei unseren heutigen Medikamenten sicher sein kann, dass sie rein sind und auch unschädlich. Aber jeder Körper reagiert anders und die Naturwissenschaften, in diesem Fall die Biologie und die Chemie, sind so komplex, dass wir noch gar nicht alles wissen. Ob man Ibuprofen, Aspirin oder auch Paracetamol, welches in meiner Arbeit nicht genannt wird, nutzt, liegt ganz in der Entscheidung des Verbrauchers. Die

Nebenwirkungen weisen alle keine großen Unterschiede auf und auch die Anwendungsarten sind die Gleichen.

Ein gesundes Verhältnis ist wie in den meisten Lebenslagen die beste Entscheidung. Also eine Furcht vor Chemie und Medikamenten ist keine gute Lösung. Im Gegensatz dazu sollte man jedoch auch nicht bei der kleinsten Beschwerde schon Arzneien einnehmen, denn es kann der Placebo- Effekt auftreten oder aber eine Abhängigkeit die Folge sein. Beide Lebensweisen haben viele Vertreter. Es gibt zum Beispiel Menschen, die nur Weidenrinde einnehmen, weil sie Medikamente „verabscheuen". Naturprodukte und Kräuter lindern kurzfristig Beschwerden, bekämpfen aber nicht die eigentlichen Ursachen.

Diese Aspekte finde ich persönlich sehr wichtig. Man sollte auf seinen Körper hören und Extreme vermeiden. Die Ibuprofen würde ich aber nicht als „Volksdroge" bezeichnen, denn warum sollte ein gut wirkendes Mittel, welches hoffentlich mit Verantwortungsbewusstsein eingenommen wird, eine Droge sein? Eine Droge wäre doch eher nur die Lust auf Bequemlichkeit, darauf, dass man alles einnimmt, was andere einem empfehlen, ohne sich zu informieren.

IV. Bibliographie:

Bayer Ag, 1983: Aspirin- ein Jahrhundertpharmakon Daten, Fakten, Perspektiven, Leverkusen

Bayer Ag, Wie ein Medikament entsteht, Leverkusen

Beipackzettel Aspirin und Ibuprofen

Chemie.de http://www.chemie.de/lexikon/Acetylsalicyls%C3%A4ure.html/ vom 29.01.2015

DR. MARTIN SHERWOOD UND DR. CHRISTINE SUTTON (Hg.) 1989: Chemie im Alltag- Das Wissen unserer Zeit Bertelsmann Club GmbH, Gütersloh

http://de.m.wikipedia.org/wiki/Salicyls%C3%A4ure/

KARL-HEINZ HELLWICH 1998: Chemische Nomenklatur, 3. Überarbeitete Auflage, Govi -Verlag, Pharmazeutischer Verlag GmbH Eschborn

KURT LANGBEIN, HANS-PETER MARTIN, HANS WEISS 2005: Bittere Pillen-Nutzen und Risiken der Arzneimittel, Köln, Verlag Kiepenheuer und Witsch

PROF. ULRICH WEBER 2001: Biologie Oberstufe, Gesamtband, Süßen (Hg.), 1. Auflage, 14. Druck Cornelsen Verlag Berlin

Schüleruni 2014, Heft und Bildmaterial (an Quellen angegeben)

Spiegelreporthttp://m.spiegel.de/gesundheit/diagnose/a-1006010.html#spRedirectedFrom=www&referrrer=http://m.facebook.com vom 02.12.2014

http://www.scranton.edu/faculty/cannm/green-chemistry/english/organicmodule.shtml, Zugriff vom 19.07.2016

V. Anhang:

5.1: R- und S- Sätze der Experimente

(Heft Schüleruni 2014 Chemie, RWTH; S. 63,64)

Indikator FeCl₃ :

R22; R38; R41

S26; S39

Ethanol:

R11

S(2); S7; S16

Essigsäureanhydrid:

R10; R34

 R20/22

S (1/2)

S26

S36/37/39

S45

Salicylsäure:

R22; R41

S22; S24; S26; S39

Konz. Schwefelsäure:

R35

S26; S30; S45

Methanol:

R11

R23/24/25

R39/23/24/25

5.2: Fotos

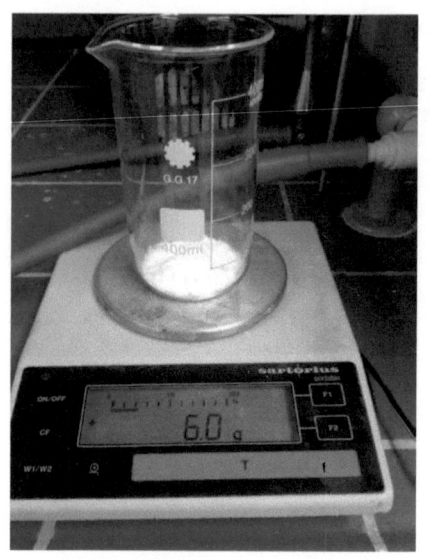

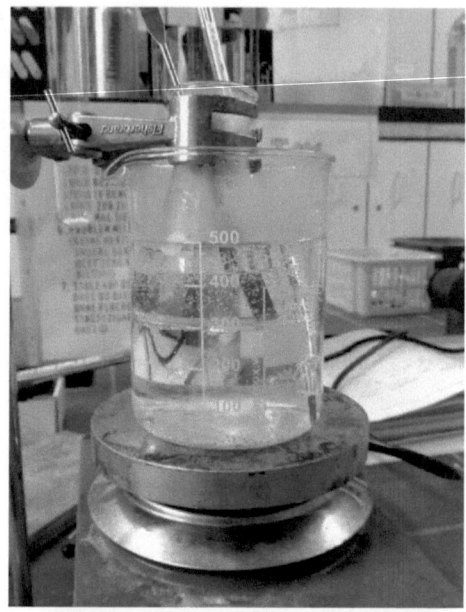

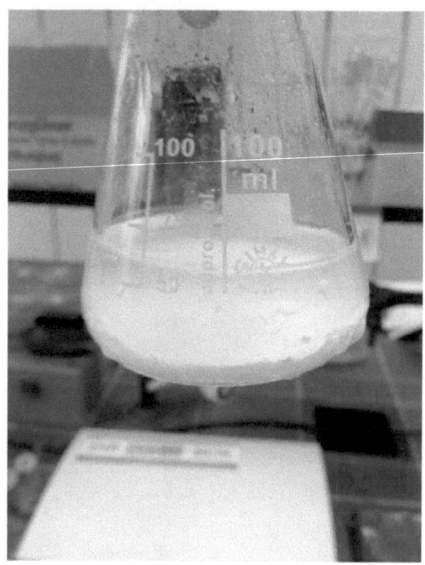

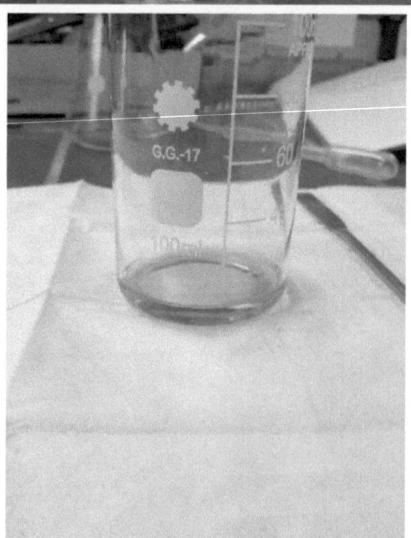

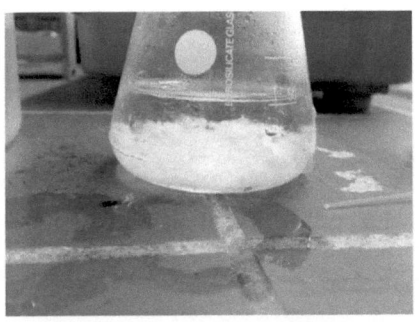

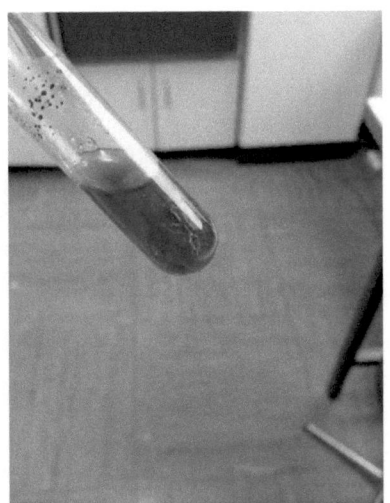

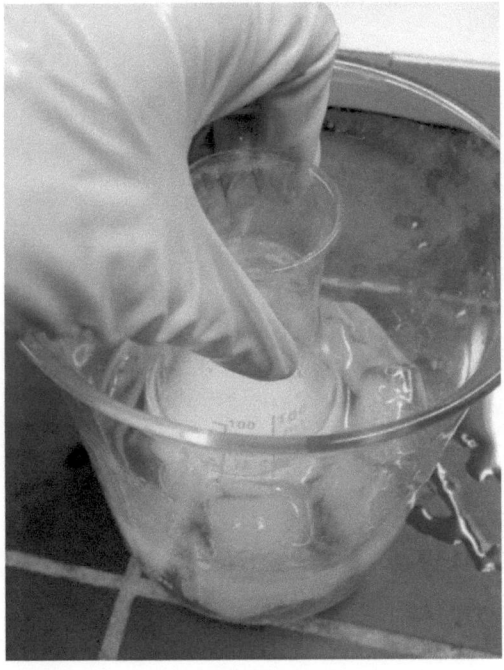

Bedeutung der Abbildungen (von links nach rechts):

1. Reihe: Abwiegen der Salicylsäure (vgl. S. 13)
   Erlenmeyerkolben im Wasserbad bei 60°C (vgl. S. 13)
2. Reihe: Umkristallisation (vgl. S. 15)
   Eisen(III)chlorid Indikator (vgl. S. 15)
3. Reihe: beginnende Umkristallisation (vgl. S. 15)
   Vermutung: komplett gelöste Acetylsalicylsäure nach längerer Zeit,
   daher Entwicklung von orange zu rot; zusätzlich Kristallbildung
   Letztes Foto: Umkristallisation im Eisbad (vgl. S. 15)

Fotos: L. Merx, Dezember 2014

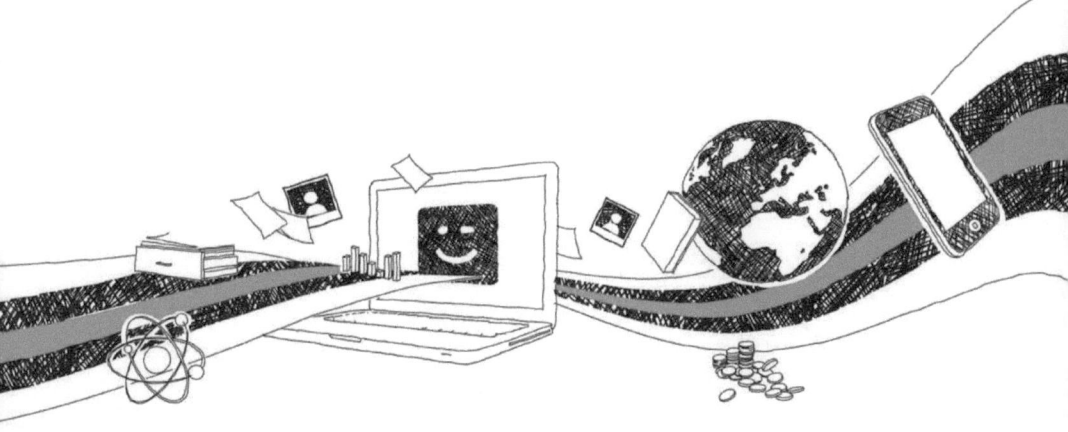
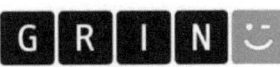